Bukojemski.

Compte Rendu
du Service
de la Garnison.

D. (1851)

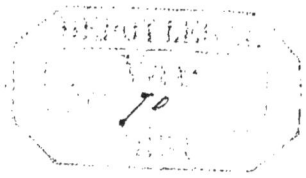

COMPTE-RENDU

DU SERVICE DE SANTÉ

DE LA GARNISON,

ET DU DÉPOT DES PRISONNIERS ARABES,

AU FORT DE L'ILE SAINTE-MARGUERITE,

PENDANT LES 4 MOIS ET DEMI DU DERNIER SEMESTRE 1845, QUI
A ÉTÉ ADRESSÉ AU CONSEIL DE SANTÉ DES ARMÉES A PARIS,

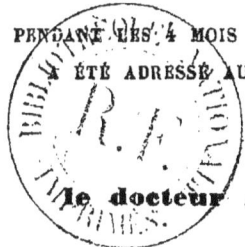

PAR

le docteur Auguste de BUKOJEMSKI,

MÉDECIN A LORGUES (VAR),

Ex-chirurgien aide-major réquis de la garnison et du dépôt
des prisonniers Arabes au fort de l'ile Sainte-Marguerite,
ex-médecin de l'hospice civil de Toulon pendant l'épidémie
du choléra, membre correspondant de la société médico-
chirurgicale de Montpellier, ancien élève de l'école
pratique d'anatomie et d'opérations chirurgicales de
la faculté de Montpellier, ancien chirurgien ex-
terne de l'Hôtel-Dieu de la même ville, etc., etc.

DRAGUIGNAN,

P. GARCIN, IMPRIMEUR DE LA PRÉFECTURE.

1851

A Stella Michmiewski, ma filleule.

De BUKOJEMSKI, D.

AU CONSEIL DE SANTÉ DES ARMÉES

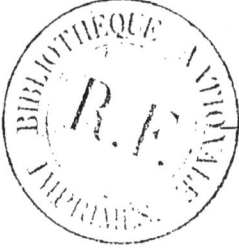

Messieurs,

Il y a bien peu de temps, que j'ai l'honneur de remplir les fonctions de médecin de la garnison et du dépôt des prisonniers arabes, au fort de l'île Sainte-Marguerite, et dans ce temps, un vaste champ d'étude s'est offert à mes yeux. L'île, ses habitants et les arabes. Ces derniers sont nés dans une autre partie du monde, leur religion, leurs mœurs, leurs habitudes, toute leur éducation physique et morale jusqu'à leur langue et leurs habits qui diffèrent essentiellement de ceux des Européens, et l'influence morale, de l'exil sur ces hommes ? n'est-ce point là déjà un vaste champ d'étude, pour tout homme qui cultive les sciences et les arts et bien plus encore pour un médecin, dont toute l'existence appartient à l'humanité souffrante ou non, à l'étude de ses semblables et de soi-même, de l'homme en un mot.

Je n'entreprendrai cependant point de vous rendre compte, de ce qui peut exercer l'intelligence et l'esprit observateur du médecin sous ces divers rapports. Un travail de ce genre exige beaucoup de temps, excéderait sans doute mes forces et dépasserait de beaucoup les bornes d'un écrit du genre de celui que j'entreprends : mon bût, Messieurs, n'est autre que celui de vous entretenir de ce que j'ai pu faire et observer dans l'espace de quatre mois et demi, depuis que j'habite l'île.

L'île Sainte-Marguerite.

L'île Sainte-Marguerite est un plateau allongé de terrain inculte, argileux et calcaire, d'une surface de 9,900 mètres carrés. Sa longueur de l'est à l'ouest est de 1,800 et sa largeur du nord au sud de 1,100 mètres carrés. Au nord-ouest sont les deux ports et deux habitations, celle des matelots et celle des douaniers, à l'ouest, transversalement vers le nord, un lac salin, nullement malsain ; au sud, la forêt de pins et deux maisons, l'une du garde forestier et l'autre dite le grand jardin ; à l'est, la même forêt de pins ; et au nord, sur la partie la plus élevée, est bâtie le fort.

L'île n'a point de sources d'eau, aussi il n'y a point de gibier. Le merle est le seul oiseau qui habite la forêt jusqu'aux grandes chaleurs et s'y propage ; les autres oiseaux n'y sont que de passage ou ne viennent du continent que pour y passer la journée. Le fort cependant, a 467.105 mètres cubes de bonne eau potable, et 143.950 mètres cubes d'eau moins bonne, elle est reçue dans des citernes où les conduits et les gouttières des toits la charrient pendant les pluies.

Il y a quelques puits en dehors du fort, mais leur eau

n'étant pas assez bonne la douane et les autres habitants qui en sont pourvus, viennent la puiser au fort.

Le fort.

A part le logement des employés du Gouvernement, les magasins et la poudrière, huit corps de bâtiments en forment l'habitation. Ils peuvent contenir au maximum 120 hommes de la garnison et 520 prisonniers.

Tous sont bien aérés, bien exposés. Ceux de la garnison renferment huit hommes par chambrée et ont de neuf à dix mètres cubes d'air. Le château dit *Masque de Fer*, la prison d'homme, en a de onze à quinze mètres cubes par appartement et le quartier des femmes, la prison d'hommes mariés en a de neuf à dix mètres cubes par chambrée, comme la garnison.

Le plus beau ciel de la Provence, un coup d'œil charmant, de tous les côtés des remparts, l'air pur et serein, excepté le vent nord-ouest, dit le *mistral*, qui dure peu, et la température aussi douce que possible même en hiver, tel est, Messieurs, la position et le climat de l'Ile Sainte-Marguerite.

L'Infirmerie.

Le local affecté aux infirmeries renferme deux salles pour les hommes de la garnison pouvant contenir douze lits, et deux pour les arabes, une grande de huit lits pour les hommes et une petite de quatre lits pour les femmes.

Au devant de ce local, il y a une plate-forme de plus de soixante mètres de long sur vingt environ de large; c'est là, que les malades en convalescence et ceux qui ne sont point sous l'influence d'une maladie grave, viennent respirer à l'air libre. C'est là, aussi, qu'on a devant soi un panorama qui sous bien des rapports a fixé toute mon attention.

Depuis au-delà de Villefranche en Piémont jusqu'au golfe de Saint-Tropez, dans une étendue de plus de 30 lieues de l'est à l'ouest, on voit sans nullement se fatiguer la vue, une grande partie de continent disposé de la manière la plus harmonieuse.

Dabord, au loin, un grand cercle des Alpes maritimes, d'un gris clair ou cendré, recouvert de neige en hiver dans sa partie la plus élevée, celle qui a le moins d'étendue.

Ces montagnes arides et incultes, s'élèvent peu-à-peu au-delà de Villefranche, acquièrent leur plus grande élévation dans leur premier tiers, où elles sont recouvertes d'un liseré de neige ; elles sont entrecoupées à cette distance par la gorge du Var ; reprennent leur forme de mamelons et de pics, embrassent tout l'arrondissement de Grasse, une grande partie de celui de Draguignan, et vont au loin vers le nord se joindre à celles des Basses-Alpes.

Puis, en dessous, un autre cercle bien plus étendu, de charmantes collines, de plateaux, et des prairies de la Provence.

A droite, la presqu'île et les belles plaines d'Antibes ; en face, la croisette qui fait saillie vers l'île ; à gauche, Cannes avec son cours et ses allées, son mont de Chevalier et l'Église qui y est bâtie et domine la cité. Au-delà de Cannes jusqu'au pied de l'Estérel, une plaine comme on en voit peu : aussi lord Bourgham, auteur et admirateur des beautés de la nature, y a fait bâtir une charmante villa. Depuis la Napoule et l'Estérel jusqu'au golfe Saint-Tropez, des monticules touffus d'arbres de la forêt, d'oliviers, de figuiers, de vignes qui se perdent au loin et semblent quelquefois comme entourés des brouillards.

Partout des campagnes et des propriétés, où, l'oranger, le citronnier, l'olivier, le figuier, la vigne, l'arbre fruitier; les primaires, les rosiers, les fleurs et les plantes aromatiques; changent chacune d'elles en un très-beau jardin.

Enfin, le golfe Jouan où débarqua Napoléon à son retour de l'île d'Elbe . . . . le bassin de Cannes et les autres côtes du continent.

Aux pieds de l'observateur, la mer avec ses plaines d'azur, qui se représente à la vue tantôt calme et moirée comme un tapis de soie et se perd au loin vers l'orient et l'occident; tantôt, soulevée, furieuse et recouverte d'écume, comme menaçant le monde et comme si elle allait tout engloutir. Au dessus et autour de lui, le bleu de la voûte des Cieux, et l'atmosphère tellement pûre, jamais assez froide ou troublée, pour empêcher celui qui y fixe ses regards, de se livrer à toutes les impressions les plus agréables, celles qui ravissent le cœur, l'âme et l'esprit !

Un tableau comme celui-ci, est digne du pinceau d'un grand peintre et de la plume d'un célèbre poëte; les uns et les autres, parcourent ces contrées et s'arrêtent à Cannes. Lord Bourgham vient dans sa villa se délasser de ses travaux d'État. Victor Hugo, d'après ce qu'on m'a dit, y a séjourné, les a parcourues et y a puisé, sans doute, quelques-unes de ses sublimes inspirations poétiques. Pour moi, Messieurs, qui me sent déjà fort heureux de pouvoir sympatiser de toute mon âme avec des hommes aussi élevés, je n'ai eu d'autre intention, en vous donnant cette esquisse très-imparfaite, que de vous en entretenir sous le point de vue de la médecine.

En effet, le bleu d'azur de l'eau de la mer, le bleu de l'atmosphère et le bleu de la voûte céleste, la couleur bleue en un mot, est celle qui impressionne le plus agréablement la rétine; elle se réproduit ici, à chaque instant et vous entoure de tous les côtés. Le verd des feuilles des arbres, des prairies, des plateaux et des collines, est encore la couleur qui après la bleue impressionne si agréablement l'œil que pendant longtemps on la croyait la plus répandue et la plus avantageuse à la conservation de la vue. Le gris clair ou cendré et le blanc de neige, ces deux couleurs, la blanche surtout, qui éblouit et fatigue la vue est ici la plus éloignée. La variété du terrain, les nuances et l'harmonie de ce charmant tableau, ne font qu'ajouter aux impulsions si belles déjà d'un cœur bien né et impressionnent toujours de plus en plus agréablement l'âme et l'esprit, selon la position, selon l'éducation, l'instruction, le degré de développement de l'intelligence, la santé et la constitution de celui qui le voit et l'examine.

Les médecins de la capitale et des provinces, ont écrit sur les avantages de la disposition favorable des couleurs d'un point de vue, dans les convalescences des maladies et les maladies des yeux. M. Pétrequin de Lyon a décrit les avantages qu'on en retire dans les traitements des amauroses : tous les médecins savent qu'elle est l'influence de l'exposition d'un local sur la santé de l'homme, aussi j'ai vu avec plaisir que cette plate forme remplissait au plus haut degré toutes les conditions.

LA GARNISON.

Trois garnisons se sont succédées depuis que j'habite l'île. La 5ᵉ compagnie du 1ᵉʳ bataillon du 43ᵉ de ligne, 72 hommes; un détachement du 32ᵉ de ligne, 60 hommes; et la 5ᵉ compagnie du 1ᵉʳ bataillon du 19ᵉ de ligne, 64 hommes.

La première a demeuré 2 mois, du 14 août jusqu'au 14 octobre 1845.

La seconde 8 jours du 14 au 23 novembre, même année.

La troisième habite l'île depuis le 23 novembre.

Dans la compagnie du 43ᵉ, j'ai eu à traiter 20 cas de diverses maladies, ce sont :

	NOMBRE DE MALADES.	ENVOYES A L'HÔPITAL DE CANNES.	TRAITÉS A L'INFIRMERIE.
Arachnitis	1	1	»
Céphalalgie intense. . . .	3	»	3
Fièvres intermittentes . .	3	1	2
Bornchites	1	»	1
Pleurodynie	1	1	»
Gastro-entérite (chronique, enfant de troupe.)	1	1	»
Dyssenterie.	1	1	»
Diarrhée	8	2	6
Engorgement des testicules.	1	1	»
Fièvre typhoïde sporadrique.	1	1	»

Celui atteint de fièvre typhoïde avait dabord été traité comme étant atteint de fièvre intermittente, et sortit guéri. Il revint quelques jours après, atteint des épistaxis fréquentes; la prostration des forces et la fièvre typhoïde en furent la suite.

Le détachement du 32ᵉ de ligne ne m'a présenté que de maladies très-légères que j'ai traitées à la caserne.

Enfin dans la 5ᵉ compagnie du 19ᵉ de ligne, il ne s'est présenté que trois cas de maladies depuis le mois de décembre seulement, un cas de dissenterie, un de péritonite et un de fièvre intermittente. Les deux premiers ont été envoyés à l'hôpital, le troisième est sorti de l'infirmerie le 21 guéri.

En réfléchissant sur la fréquence des maladies dans la 5ᵉ compagnie du 43ᵉ de ligne et sur le parfait état de santé de celle du 19ᵉ qui est encore en garnison à l'île, j'ai cherché à en saisir la cause. Je crois, que la saison, la nourriture et le lieu de naissance de la majorité des hommes qui composent ces compagnies en sont autant de causes principales. La 5ᵉ compagnie du 43ᵉ de ligne, après avoir demeuré près d'un an à Toulon, est venu à l'île au mois d'août, le 14, tandis que celle du 19ᵉ venait de Briançon au mois d'octobre. Presque tous les hommes de cette compagnie étaient du midi, tandis que ceux du 19ᵉ.étaient de l'Auvergne ou d'autres pays froids. Quand à leur ordinaire, il ne peut être aussi bon que dans les villes, a cause du prix élevé des productions de Cannes qui nous les fournit toutes. Dans les villes, les soldats mangent deux fois par jour la soupe, faite avec de la viande de bœuf, et à l'île, une fois seulement et on la prépare avec de la viande de mouton à laquelle on ajoute un tiers de lard dont on fait le fricot, leur ratat du soir. Les soldats de la 5e compagnie du 43e de ligne ne buvaient presque point de vin, tandis que ceux du 19e se réunissent chaque jour à la cantine, où tout en se livrant à la gaité bruyante des soldats, ils y boivent ce coup du médecin, qui tout vulgaire qu'il est, ne leur est pas moins pour cela avantageux.

Avant de passer au dépôt des prisonniers arabes, je prendrai la liberté de vous présenter, Messieurs, deux observations; un cas de succès complet de traitement de l'asthme convulsif par l'iodure de potassium laudanisée; et l'autre, un cas de guérison de la fièvre intermittente par le seigle ergoté en infusion.

Première observation. M. Delamarre, lieutenant au 43e de ligne, âgé de 42 ans, d'un tempéramment lymphatico-sanguin, d'une forte constitution, m'a raconté: qu'en 1843 après avoir été exposé pendant quelques heures au froid et à la pluie il fût atteint d'une bronchite très-intense dont il ne guérit qu'après plusieurs mois de traitement, que depuis lors, cependant, il était sous l'influence d'une forte oppression de la poitrine, que l'exercice, une marche forcée, ou une forte et subite impression quelconque provoquait dans la journée, qu'elle revenait périodiquement pendant les nuits et durait depuis une heure jusqu'à six heures du matin. M. Delamarre me dit encore, qu'il avait été traité dans plusieurs hôpitaux militaires, dernièrement dans ceux de Clermont-Ferrant et de Toulon dont il sortait. J'ai reconnu : resserrement spasmodique et subit de la poitrine, le malade était obligé d'être assis dans son lit, où, se tenir debout et respirer à l'air libre, sa face était rouge et turgessente ou pâle et altérée, l'articulation des sons imparfaite, impossible par moments, l'inspiration se faisait avec effort et l'expiration produisait le râle et un siflement plus ou moins marqué, toux, expectoration nulle ou à peu près et difficile ; le pouls tantôt naturel tantôt légèrement fébrile, l'urine abondante et peu colorée ; à l'approche du jour, l'expectoration devenait fréquente mais non copieuse ; les symptômes moindres, diminuaient peu-à-peu et disparaissaient tout-à-fait vers les six heures du matin. J'avais prescrit un purgatif avec du sel d'Epsum et un visicatoire (à l'épigastre) saupoudré avec la strychnine que je pensai avec de la srrychnine ; mais ce dernier moyen ne m'ayant produit point d'effet avantageux que j'ai obtenu dans d'autres cas moins graves, je le supprimai et je préscrivis le 23 au matin :

Sirop d'iodure de potassium 400 grammes

Laudanum de sydenham 100 gouttes.

A prendre trois cueillers à bouche, une le matin, une à midi et une le soir.

Du 23 au 24 l'accès moins intense de la durée de 2 heures.

Du 24 au 25 d'une et demi environ.

Du 25 au 26 d'environ une heure.

Du 26 au 27 près de demi heure.

Du 27 au 28 un léger ressentiment.

Du 28 au 29 point d'accès.

Le malade a continué le même traitement pendant 10 jours et n'a plus eu d'accès d'asthme. M. Delamarre a demeuré à l'île en garnison jusqu'au 14 octobre et a toujours joui depuis lors d'une très-bonne santé.

La prédominence du système lymphatique sur les autres m'indiquait l'emploi de l'iode, et pour neutraliser l'action stimulente du fluide nerveux sur le diaphragme et les muscles intercostaux, j'ai ajouté le laudanum.

Cette observation me semble mériter d'autant plus l'attention des médecins praticiens, que l'iodure de potassium, qui est déjà employée avec succès dans le traitement de la syphilis, dans celui de scrophules et dernièrement dans les pneumonies : si son efficacité dans le traitement de l'asthme était reconnue, cela serait encore une conquête de plus que ferait l'art de guérir contre une maladie qui résiste presque toujours à toutes les méthodes de traitement.

2me *Observation*. Madame Wolf, femme du portier consigne, âgée de 46 ans, fortement constituée, d'un tempéramment lymphatico-sanguin, mère d'une nombreuse famille et de trois enfants en bas âge, dont le dernier, une fille, n'a que vingt mois, fut atteinte de ménorrhagie, qui avait été précédée et occasionnée chez elle par la fièvre intermittente tierce, dont elle eût trois accès. Elle réclama mes soins le 10 octobre à 9 heures du matin et je constatai : tension et tumeur des hypochondres, douleurs gravatives et compression autour des lombes, extrémités froides, face pâle, pouls fréquent, ardeur intérieure ; le sang échappait en abondance à travers la vulve.

La fièvre intermittente s'était déclarée la première fois à 7 heures du soir ; la seconde à 4 heures et la troisième à 2 heures après midi.

Le jour de l'ammenorrhée était aussi le jour du retour de l'accès. La durée chaque fois était à peu près de cinq heures : le froid trois heures, la chaleur une heure et demi et la sueur un quart d'heure. Il y avait plus de deux mois qu'elle n'avait point de menstrues, dont elle attribuait l'absence à son âge déjà avancé.

Je prescrivis trois grammes de seigle ergoté concassé en infusion dans une pinte d'eau bouillante, qu'elle prit dans la journée.

Cette infusion produisit chez elle un effet tellement avantageux, que la suppression de la menorrhagie eut lieu dans la journée même, et, quoiqu'elle ait continué encore à la prendre cela n'a été que comme préservatif de la fièvre intermittente, maladie contre laquelle j'emploie toujours avec succès le seigle ergoté, surtout quand des symptômes graves contre indiquent l'emploi de la quinine.

Jusqu'au 14 novembre, Mme Wolf jouît d'une très-bonne santé, le 4 septembre elle fît un voyage de deux jours sur mer, par un temps pluvieux et froid, et se livrait depuis quelques jours à l'exercice très-fatiguant pour les femmes, celui de la lessive, ce qui provoqua chez elle l'avortement d'un fœtus du sexe masculin de près de trois mois. L'avortement eut lieu le 14 novembre vers les sept heures du matin, l'heure à laquelle on vint réclamer ma présence. J'appliquai un bandage de corps et j'approchais les extrémités inférieures, au moyen d'une bande. Je fis disposer le lit de manière à ce que le bassin fut relevé, le tronc et la tête sur un plan légèrement incliné. J'ai en outre recommandé à la malade la position horizontale sur le dos, la diète, le repos, un silence absolu et je prescrivis encore : seigle ergoté, 3 grammes, eau q. s. à prendre froid, par tasse, de quart d'heure en quart d'heure,

Le soir à 9 heures ménorrhagie à peu près la même, amendement d'autres symptômes.

Le 15 le sommeil d'environ 8 heures, suppression presque complète de la ménorrhagie ; même traitement.

Le 16 suppression complette, la malade était dans un état tellement satisfaisant que, malgré mes recommandations les plus sévères, elle reprit ses occupations ; depuis lors madame Wolf jouit de très-bonne santé.

L'âge auquel l'avortement a eu lieu n'est pas le moins intéressant de l'observation et l'emploi du seigle ergoté contre la ménorrhagie n'offre rien de bien remarquable. Quant à son emploi dans d'autres maladies graves, autres que celles de la matrice, dans les fièvres intermittentes surtout, je dois dire que MM. Biot et Magendie à Paris, Payan et Arnaud à Aix, Ducros aîné à Marseille et beaucoup d'autres médecins distingués l'emploient avec très-grand succès comme stimulant de la moëlle épinière, et, il me semble que dans la fièvre intermittente, le plus souvent, les nerfs qui en émanent sont le siége du mal. Je l'emploi depuis 1838, et en 1842 j'ai présenté à la société royale de médecine de Marseille, treize observations qui tendent à prouver son efficacité dans quelques cas de sciatiques, dans les fièvres intermittentes, dans les catalepsies, les gastrites chroniques et quelques autres maladies très-graves, où, les autres méthodes de traitement échouent, sont contre indiquées ou ne produisent point d'effet. Dans la gastrite chronique, par exemple, et dans les gastralgies, les unes et les autres compliquées, précédées ou accompagnées de la fièvre intermittente, l'emploi de la quinine est presque impossible, ou bien on est obligé de l'employer par d'autres voies. J'emplois toujours dans ces cas le seigle ergoté et je ne me rappelle pas d'avoir eu d'insuccès. Quand je réfléchis que la sueur abondante, l'expectoration, l'excrétion abondante de l'urine ; le dégagement, la répartition égale du fluide nerveux et de la chaleur dans toutes les parties du corps ; la résolution en un mot, est le but vers lequel tendent tous les efforts du médecin, je me demande pourquoi dans ces cas n'emploirait-il pas des médicaments qui produisent de ces effets, mais qui, avant tout, n'impressionnent pas désagréablement le sens du goût ?. M. le professeur Serre, de Montpellier, pour faire avorter la fièvre traumatique de ses opérés, fait pratiquer de légères saignées de 150 à 200 grammes après l'opération et obtient de très-beaux succès. J'ai employé dans le même but le seigle ergoté en infusion après l'opération césarienne que j'ai faite à Tourrette, de Vence, et c'est à son emploi que j'attribue presque en entier le succès complet que j'ai obtenu dans ce cas.

Ne devrait-on pas conclure delà, qu'un médecin qui ne saurait se servir que d'une seule méthode de traitement, d'un seul médicament, comme un opérateur qui ne saurait se servir que d'une seule méthode opératoire l'un et l'autre se priveraient d'une grande ressource et seraient fréquemment dans l'embarras si des accidents plus graves n'en sont point la suite.

LE DÉPOT DES PRISONNIERS ARABES

Ici, à peine on aperçoit ces hommes que tout ce qu'il y a de plus beau, de plus grand, de plus majestueux dans la dignité de la France, pénètre le cœur, l'âme et l'esprit. La France ! riche et fertile comme nation ; la France pays de gloire, de conquêtes et de brillants lauriers ; la France ! berceau des sciences et des arts ; la France ! comme le soleil d'un beau jour, qui fait tout disparaître

excepté lui dans les cieux ; de même la France, qui dans
le passé, le présent et l'avenir brille de mille couleurs,
la France a porté ses armes en Afrique? La France a
purgé l'Europe et la Méditerranée du fléau des corsaires
et des pirates. La France, d'une main fait peser le
glaive guerrier sur ces contrées et tend l'autre, celle du
cœur, aux hommes qui les peuplent. Elle veut que ces
hommes, dont la vie des hamacs et des champs, ne leur
fesait entrevoir d'autre bien-être que celui qu'un berger
intelligent entreprend pour soigner le troupeau qui lui
est confié, la France leur ouvre son sein et les admet
pour ses enfants. Toutes les nations de l'Europe aspirent
à cet honneur, et pourquoi voudrait-on qu'ils ne le comprennent tôt ou tard et tous. Les hommes d'un grand
mérite, auxquels sa majesté le roi et les représentants
du Gouvernement les plus haut placés, ont confié cette
mission, s'en occupent et la comprennent; mais en ce
qui concerne le dépôt je crois qu'ils y sont tout-à-fait
disposés.

Ceux-mêmes d'entre les arabes auxquels des hommes
intelligents accordent leur confiance quoiqu'ils aient été
les plus rapprochés de la personne de l'ex-émir, ne parlent d'une grande, d'une belle, d'une généreuse action
qu'en la comparant à la manière d'agir des Français.

Le dépôt renferme quatre cents personnes, hommes,
femmes et enfants.

Je n'aurai qu'un compte de bien peu d'étendue à vous
présenter, mais je crois qu'il est de mon devoir de vous
dire, Messieurs, qu'en ce qui concerne la confiance qu'un
médecin doit tâcher d'inspirer aux hommes qui récla-
ment ses soins, je dois beaucoup au savoir faire du doc-

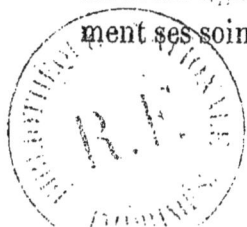

2

teur Bosio mon prédécesseur. M. Bosio, doué de cette sympathie que les hommes d'études s'accordent entr'eux, m'a présenté à tous les arabes comme son remplaçant et ami. Il m'a indiqué et la manière de les traiter et les maladies dont ils sont le plus fréquemment atteints, et même les malades incurables ceux chez lesquels toutes les ressources de l'art sont sans effet. Aussi j'ai eu neuf décès, ce sont:

Fièvre étique pulmonaire 1

Cephalite suite de rhumatisme. 1

Convulsion et affection pulmonaire d'enfants à la mamelle. 2

Affection chronique des viscères abdominaux. 2

OEdème général suite d'une bronchite-chronique très-intense 1

Nostalgie et hypochondrie. 1

Miellite et exostoses du système osseux. . . . 1

L'agonie, cette scène affreuse de la mort, présente cela de particulier chez les arabes qu'elle n'acquiert jamais chez eux le même degré d'intensité que chez la majorité des Européens. Cela provient sans doute, de leur éducation physique et morale, de la manière dont ils se rendent compte des actes de cette vie, de leur récompense dans l'existence prochaine et de la manière que leur Koran et leurs marabouts les leur expliquent. Avant de mourir au moment d'expirer même ils articulent encore ces mots *de la illa*, Allah, Rassoul Mohamed Allah (il n'y a des DIEUX qu'un seul DIEU, et Mahomed son prophète) que quelques uns d'entre eux prononcent jusqu'à 3,000 fois par jour. Ils ont la manie de fermer les yeux, le nez et la bouche de celui qui expire, et l'empêchent d'exécuter quelques mouvements, des jambes et d'autres parties du corps.

A part les décédés, j'ai eu à traiter à l'infirmerie neuf autres cas, ce sont :

Hémophtysie 2
Galeux. 2
Fièvre étique. 1
Lésion et affection chronique de la matrice. . 1
Dyssenterie. 1
Phtysie pulmonaire. 1
Bronchite intense. 1

L'infirmerie des arabes est leur hôpital.

Il y a eu deux naissances, toutes deux du sexe féminin.

Tous les jours à ma visite dans les chambrées je fais distribuer de la réglisse, de l'alun de roche à de très-petites doses, des médicaments à pansements et d'autres, et je donne des soins à près de trente malades, nullement ou très-peu graves, lesquels cependant reclament le secours de l'homme de l'art.

L'hygiène générale d'ingesta et d'applicata est en général celle des orientaux assez bien connue ; mais ce qui méritera toujours l'attention du médecin, c'est le costume de leurs femmes qui n'est nullement gênant et leur ceinture d'étoffe convenablement élargie et serrée au tour des reins empêche la matrice de se porter trop en avant pendant la grossesse. La poitrine, le sein et le bassin, sont bien développés, bien formés, et elles ont cet avantage sur les Européennes, qu'elles accouchent dans quelques quarts d'heure sans presque projeter de cris.

Leurs enfants sont plutôt enveloppés qu'emmaillottés,

jusqu'à quatre mois seulement, et la dentition si préju-
diciable pour nos enfants, les tourmente fort peu.

Les arabes ont fixé mon attention sous bien d'autres
rapports, et quoique les mœurs, les usages, les habitudes et les préjugés forment une étude à part, les divers
degrés du développement de l'intelligence d'un peuple,
comme ceux d'un individu en particulier, me semblent
tout-à-fait du ressort de la médecine. — *L'homme, ses
mouvements, ses gestes, sa parole, le son de la voix,* la
précision et l'harmonie avec lesquelles cela s'exécute,
sont autant de branches de cette science. Chacune d'elles prise isolément, forme une étude, un art, une profession; mais c'est à l'âge le plus rapproché de la naissance, qu'il faut les bien étudier. Un médecin, que sa
profession met sans cesse en relation avec des hommes
qui tous les exécutent ou les professent, ne doit-il pas les
bien connaître? En effet, que l'on soit auprès d'un
malade ou non, ce qui frappe le plus notre attention,
c'est toujours l'homme et ses diverses qualités; et cette
opération mentale qui compare, réfléchit, classe, coor-
donne et rapporte tout à des principes généraux des
sciences et des arts, n'est-elle pas une récréation très-
avantageuse, un exercice très-salutaire pour l'intelligence de l'homme, si éminent qu'il soit, qui s'y appli-
que, s'en nourrit et se développe de plus en plus.
*Partout l'intelligence est proportionnée au développe-
ment des organes.* La médecine est riche en fait de toutes sortes, il n'y a qu'à les coordonner. Les médecins,
par leurs écrits, a dit Cuvier, ont amassé de quoi faire
un temple à la médecine. Quand ce temple sera cons-
truit, il y aura là une très-belle place pour toute l'intelligence de l'homme, qui, tantôt DIEU ou prophète,

tantôt roi ou prince, rarement homme de génie, jusqu'au misérable couché sur son grabat, souffrant, ou non, sera toujours l'objet de toutes les réflexions du médecin ; car, depuis la naissance jusqu'à la mort, avant et après, l'homme est, a été et sera toujours le sujet principal d'étude de toutes les sciences, lesquelles réunies forment la science générale, la médecine.

Les bornes de cet écrit, peut-être déjà trop long, ne me permettent pas de m'étendre sur chacun de ces sujets ; j'essaierai cependant d'exposer comment je procède.

1° L'homme, à diverses époques de la vie, ne peut qu'être couché, assis ou debout.

Son être est vivant, se nourrit, se transporte d'un endroit à l'autre et se propage dans tous les pays du globe terrestre. Il a une étendue déterminée ; il est coloré ; il a la conscience de son existence et de celle des êtres et des objets ; il est en mouvement ou en repos ; il a son organisation, son volume et sa densité ; il a des rapports avec des êtres et des objets ; il y a deux sexes ; il peut se toucher, s'influencer, toucher et influencer les autres êtres et objets, se donner et leur donner une impulsion quelconque.

Son corps est solide, liquide, gazeux et impondérable en même temps.

Depuis la conception jusqu'à la mort, l'homme est le sujet principal d'étude de la médecine proprement dite, avant et après, le sujet principal d'étude d'autres sciences qu'on appelle accessoires.

2° Les mouvements du nouveau né ne peuvent être autres que ceux des extrémités supérieures, des avant-bras et des mains, en avant, à côté et en bas, ou de là, vers

la poitrine et la figure ; des extrémités inférieures, des
jambes, d'arrière en avant et de bas en haut, ou de là à
la partie postérieure des ischions, et, ce n'est que par
force ou après avoir subi une grande perte de substance
par la transpiration pulmonaire et cutannée, qu'il les
allonge. Ces mouvements ne peuvent être autres, autant
à cause de la formation progressive des organes, comme
à cause du milieu dans lequel il a vécu pendant plus de
neuf mois. Pour ce qui concerne la formation et le développement progressif des organes, tous les ouvrages
d'anatomie, d'embryologie, et une foule d'observations
très-belles des auteurs, pourraient servir, non-seulement
à déterminer qu'elle est la partie la première mise en jeu
et chacune d'elles à son tour, mais encore, à expliquer
peut-être, la cause qui les produit. Quand au milieu
dans lequel il a vécu pendant plus de neuf mois, sa position est telle que le torse est incliné, la tête baissée, les
extrémités supérieures et inférieures sont fortement flé-
chies et rapprochées du tronc; la pulpe des doigts tou-
che le front, les paumes des mains recouvrent les yeux,
le nez et la bouche. Le sommet de la tête, les ischions et
les genoux sont les trois points principaux de contact et
d'appui. Dans cette position, les seuls mouvements pos-
sibles sont ceux des commotions des avant-bras et des
jambes, que l'enfant exécute malgré lui et plus tard de
bon gré. Les mouvements circulatoires et respiratoires
sont très-bien décrits; quand aux autres mouvements
envisagés sous ce point de vue et celui de l'influence
qu'ils produisent sur la santé de l'homme, ils me semblent être de la plus haute importance pour l'étude
de la médecine, et amener à des résultats très-avan-
tageux dans l'exercice de l'art de guérir.

Ces mouvements deviennent mouvements en avant, en arrière et à côté; plus tard, la marche, la course et le saut, dont on a fait la gymnastique, la danse et l'escrime,

3° Le geste, l'expression de l'âme du nouveau né est très-énergique. Ses membres sont crispés, il les retire avec une force telle, que la femme qui le maillotte et l'observateur qui l'examine, sont obligés d'employer une force beaucoup plus grande qu'ils ne croyaient au premier abord. Les yeux sont saillants, les muscles des orbites fortement contractés, la pupille dilatée, point de larmes; quand il les fixe sur celui qui le regarde ou l'examine, il semble y puiser tout ce qu'il y a du regard. Les extrémités supérieures et inférieures, le dia-phragme, les muscles de l'abdomen, de la poitrine, du cou et de la face, se contractent aussi avec une force telle qu'ils ne semblent se dilater ou fléchir, que pour donner le temps aux vaisseaux sanguins et aux nerfs : aux premiers de charrier leur sang, aux seconds leur fluide nerveux et la chaleur. L'impression désagréable du froid de l'air qui s'introduit dans les oreilles, les narines, la bouche et les poumons, son contact avec toute la peau, les paupières et le globe de l'œil; la pre-mière impression de la lumière sur les yeux, du son sur les tympans, et le changement du milieu dans lequel il a vécu pendant plus de neuf mois, sont pour lui au-tant de sujets de la plus grande surprise, du plus grand mécontentement.

Quand il tète, si le mamelon est mou, saillant et le sein suffisamment garni, il y puise une nourriture sou-vent trop abondante, oublie tout pour le moment, même son atroce maillot, et s'endort; dans le cas contraire, il n'y trouve qu'un sujet de plainte de plus.

Quelques jours cependant suffisent pour qu'il s'habitue à sa nouvelle existence, et c'est alors qu'il commence à sourire pendant le sommeil seulement. Et ce sourire charmant qui plaît tant, n'est autre que le premier témoignage de son affection pour sa mère. —Je ne parlerai point de ces mères qui se privent du premier sourire de leurs enfants; mais je dois mentionner ici, qu'il a lieu vers le quatrième jour, et que c'est l'impression agréable que produit le lait sur le sens du goût qui se reproduit, et le produit chez lui pendant le sommeil.

Jusqu'à l'époque de la première dentition, l'enfant ne fait que téter et dormir, mais depuis lors, quand il tète, sa petite main se promène sur ce sein qui, à part la nourriture et le bien-être qui s'en suivent, lui procure encore de quoi impressionner si agréablement un sens. Il examine tour à tour le front, les yeux et la bouche de celle qui le nourrit, et devient peu à peu tellement sensible à l'expression de l'affection maternelle qui s'y trouve peinte, qu'il abandonne souvent le sein pour lui témoigner à son tour la sienne. Quel trésor d'études les plus agréables qu'une mère dans cet état, mais que de matériaux de la plus haute importance pour la médecine, qu'un enfant à l'âge le plus rapproché de la naissance? L'enfant rit et tressaille de joie, l'effet de ce sourire qui dilatait à peine les lèvres dès le début, se manifeste maintenant dans toutes les parties de son être. Il ne rit cependant ainsi qu'en voyant sa mère, et c'est envain qu'on voudrait l'en distraire par des joujoux ou par des aliments analogues à celui que lui fournit le sein?......

Mais la dentition vient, et la bouche, qui lui procu-

rait un si grand plaisir, même la première affection fi-
liale, est maintenant sous l'influence d'une impression
tout-à-fait contraire, celle de la douleur. La dentition
et l'alvéole seules fixent l'attention du médecin, et
la vulve de la nouvelle née et l'urètre chez le garçon,
sont le siége d'une irritation plus ou moins marquée.
Ni l'un ni l'autre cependant ne contribuent peut-être
nullement à leur éruption; mais que l'on ouvre le
premier dictionnaire abrégé de la médecine venu, et
l'on verra qu'à cette époque, la formation des œufs de
Graouen a lieu chez la fille, quand au garçon on n'en
dit rien.

Jusqu'à l'époque de la première dentition, l'enfant
n'a fait que téter, dormir et se livrer à cette joie si
expressive qu'on l'a appelée enfantine? Jusqu'à trois
mois et demi le fœtus n'a point donné des signes de vie.
Que se passe-t-il alors? On sait qu'à cette époque tout
ce qui constitue l'angiologie et la splanchnologie existe,
que la charpente osseuse est cartilagineuse et parsemée
des points d'ossification; que les muscles, les tendons
et les aponévroses sont bien dessinés, assez bien formés;
qu'une veine et une artère, l'inverse de ce qui se passe
chez l'homme, est chargée, la première de charrier le
sang artériel, la seconde le veineux; la moëlle épinière
et le nerf sympathique et la colonne vertébrale qui la renferme et lui sert de point d'appui est assez ferme pour
résister aux commotions; les organes de la procréation
de l'espèce existent aussi. Je n'essaierai point d'expliquer comment les choses se passent dans ce moment,
mais je ne puis me retenir de dire, que les premiers
mouvements du fœtus ne sont autres que ceux des
frissons, du tressaillement, des commotions analogues

à ceux que la fraîcheur, le froid ou toute autre agitation produit chez nous à diverses époques de notre existence. Que la présence de ces derniers organes y contribue ou non, chez les jeunes filles, celles que l'on commence à faire marcher ou qui marchent déjà, je les ai fréquemment observées, et je n'ai pas été peu surpris de trouver chez elles ces commotions plus fréquentes et au moment où elles ont lieu, leurs yeux animés comme l'est un regard d'amour.

Quoi qu'il en soit, la dentition continue et l'enfant apprend de plus en plus à apprécier les soins que lui prodigue sa mère. Il voit que le faible avantage, celui de mâcher ses aliments qu'il en retire n'est rien en comparaison avec les services qu'elle lui rend à chaque instant. Il se rappelle parfaitement, et de son affection encore plus tendre dans ce moment-là que dans d'autres, et des soins ingénieux qu'elle a employée pour le soulager l'en distraire, et même de ces gros sourires qu'il a provoqués chez elle quelquefois par ses lamentations inutiles. Il l'a menacée, l'a frappée même de sa petite main ; mais quand elle faisait semblant de pleurer on se fâchait, alors, tout rouge de honte, tout repentant, et tout en pleurs, il s'est précipité, s'est caché dans son sein, et sa mère qui le comprend, le lui pardonne, car une mère ne se fâche jamais de bon.

Elle veille constamment sur lui, lui apprend à prendre, à broyer ses aliments, elle y souffle dessus et les goûte de crainte de l'ébouillanter ; elle le porte aux bras, le mène et le soutient quand il marche ; lui apprend à prononcer, à parler et lui enseigne une foule d'autres choses si indispensables dans la société dont il fait déjà partie. Aussi, le voir à cette époque imiter les oiseaux, les animaux, les hommes de profession et les vieillards, n'est pas le moins intéressant de l'observation. Mais les rapports d'une mère avec son enfant, son bijou, son trésor, sont tellement intimes, que chaque mouvement, chaque geste, chaque regard, chaque sourire, qu'ils veillent ou qu'ils sommeillent, tout devient entre eux amour, expression de l'âme, entendement et intelligence.

Ces diverses expressions de l'être deviennent plus fortes, plus énergiques vers l'âge de puberté, l'adolescence et l'âge adulte, et acquièrent avec le temps une telle intensité, qu'on les appelle passions. Quand elles sont à un degré moindre on les nomme défaut, habitude, vice et faiblesse.

4° La parole. La prononciation de la lettre *a*, chez le nouveau né, peut s'expliquer par l'expiration la plus profonde des poumons et l'ouverture démesurée de la bouche ; *e* n'a pas besoin d'une expiration aussi profonde ; *i* exige l'application du bord de la langue contre l'arcade dentaire supérieure ; *o* se prononce par la saillie des lèvres ; *ou* par la saillie et la contraction des lèvres ; *u* par le rapprochement et la contraction des lèvres ; *y* se prononce du gosier, dans la langue française elle se prononce tantôt comme un *i* tantôt comme deux.

La lettre *a* est la lettre génératrice de toutes les langues. Les enfants de tous les pays la projettent en naissant, aussi elle est et doit être la première lettre de tous les alphabets.

A mesure que l'enfant grandit il les prononce toutes, il lie d'abord les voyelles entre elles ; plus tard, les voyelles avec les consonnes, de là il résulte *aa, ee, ii* ; *ba, pa, ma, ran, pan, plan*, etc.

Avant que l'enfant ne parle, son intelligence suit une marche telle, que l'être ou l'objet et l'effet qu'il produit sur lui, lui sont parfaitement connus.

Un être, un objet substantif; l'étendue, l'article; la couleur, l'adjectif; son moi et le moi des êtres et objets, pronom; le mouvement ou le repos, le verbe; le volume ou la densité, l'adverbe; ses rapports avec les êtres et les objets, proposition; la distance qui le sépare des êtres et objets, conjonction; une impulsion, un choc, une commotion, interjection. Telle est l'intelligence générale des choses; c'est la grammaire générale, l'entendement.

La langue la plus belle, la plus harmonieuse, celle qui est tout-à-fait conforme aux règles de la grammaire générale, c'est la langue française. Certainement que les matériaux, que les siècles produisent, ceux du dernier siècle et de celui-ci principalement, que tous les matériaux nécessaires à la construction de la grammaire française existaient; mais les hommes qui l'ont faite sont des hommes de génie. Quand Newton vint, tous les travaux de Kopernick, de Gallilée, de Toricelli, d'Herchel et d'autres astronomes et physiciens existaient aussi, mais l'homme qui devait les coordonner, les soumettre a des principes généraux des sciences et des arts, n'a été que le couronnement, le chef-d'œuvre de l'astronomie, de la même science que ces hommes et d'autres représentaient et transmettaient avec leurs siècles.

Des hommes qui comprennent cette intelligence, doivent des hommages les plus sincères au génie essentiellement français, à MM. Noël et Chapsal.

Les langues des peuples les plus rapprochés de l'état

naturel de l'homme sont bien difficiles à apprendre,
parce que n'étant pas conformes aux règles de la grammaire générale, il faut les apprendre comme l'enfant
apprend la sienne. Et comme il arrive quelquefois que
jusqu'à 25 ou 30 ans la parole de l'homme n'est pas
bien correcte, parce qu'il n'a pas bien saisi l'importance
que la société attache à des expressions, selon l'âge, le
dégré du développement de l'intelligence, selon l'éducation et l'instruction de celui qui apprend, il lui
faut toujours un temps plus long qu'à l'enfant.

La langue arabe par exemple.

Dans cette langue il n'y a point de voyelles; et cependant quand on les entend parler ils les prononcent
toutes, et cela ne peut être autrement, car sans voyelles, point de langues.

Une seconde observation assez importante est celle
que leurs lettres se prononcent de différentes manières
et leurs mots s'écrivent par ces lettres à plusieurs valeurs
dont le nombre est moindre à celui qu'on prononce.
De là, il résulte que leurs dialectes varient à l'infini
bien plus que dans les patois de provinces, ou chaque
village, chaque pays, chaque hameau et chaque individu
en particulier, les parlent chacun à sa manière.

5° Le son de la voix du nouveau né est toujours la
note la plus élevée du son octave, et qu'elle soit aigüe
ou naturelle, plaintive ou non, elle peut être rangée
dans toutes les gradations de l'octave musicale avec ses
dièses et ses bémols. Quand tout l'organe nécessaire à
son émission ou sa partie voulue ne se met point en jeu,
comme quand la corde de l'instrument n'est pas assez
tendue, que la quantité du souffle ne soit point suffi-
sante ou que les orifices de l'instrument à vent ne

soient point assez clos, la poitrine et l'instrument rendront un son faux.

Point de son sans un choc.

Comme mouvement ou impulsion il est lent, régulier, progressif ou accéléré ; comme impression ou perception, il est en ligne droite, courbe, convergent ou rayonnant. Des principes et de très-belles lois, selon lesquels cela s'exécute, et du milieu dans lequel cela se fait existent, le mouvement convergent peu perceptible échappe peut-être à ces lois. Mais le médecin voit chaque jour que la marche, le mouvement progressif d'une mouche, d'un ciron, d'une fourmie, d'un névrilême, d'une petite artériole, d'une vénule, produit ce qu'on appelle la démangeaison, et dans certains cas l'érysipèle, par exemple, l'inflammation du tissus cellulaire sous-jacent. Il sait qu'une petite artère et une toute petite veine peuvent donner naissance à un corps étranger à la constitution de l'être, quoique ce dernier jouit d'une bonne santé. Il sait aussi qu'il y a des nerfs, sans doute, puisque directement ou indirectement ils l'avertissent de son existence. Après la conception donc, un tout petit œuf est détaché et après avoir subi toutes les gradations du développement de l'être devient individu. Que se passe-t-il alors ? Après une marche plus ou moins fatigante chez l'homme assis, la jambe croisée l'une sur l'autre, la jambe en dessus suit l'impulsion du choc de l'artère crurale et d'autres artères ; le soir avant de s'endormir, le choc de ses artères contre les parois de la tête, lui est tellement perceptible, qu'il lui semble entendre le choc d'un métal, d'une montre. Chez le fœtus, donc, ce choc existe et doit lui être bien plus perceptible que ne le sont à nous ces chocs qui ne fixent notre attention que pour bien peu de temps. Ce choc existe et doit être reconnu. A trois mois et demi, un choc beaucoup plus fort s'établit, et fait que malgré lui ou de bon gré, l'enfant avertit sa mère de son existence, et les impressions, les comparaisons et les réflexions qui s'en suivent, sont autant d'occupations de plus en plus familières de son existence. Quand l'enfant naît, le choc de l'air contre les parois de la poitrine et le choc combiné des organes forme une voyelle, une lettre, une parole, un mot, ce que les anciens ont appelé le verbe.

Au commencement était le Verbe et le Verbe était avec DIEU, et le Verbe était DIEU! Au commencement était DIEU! Toutes choses ont été faites par Lui, et rien de ce qui a été fait n'a été fait sans Lui. Dans Lui est la vie, et la vie est la lumière des hommes, et la lumière luit dans les ténèbres et les ténèbres ne l'ont point comprise.

Gloire donc à DIEU! Honneur à ses élus!

Hommage, honneur, salut profond au nom de l'intelligence générale de l'homme, aux chefs des États, aux Princes, aux Rois, aux Empereurs, au saint père le Pape; à tous les chefs-d'œuvres du vaste génie politique sous le règne desquels les institutions, les sciences et les arts ont pris un si grand essor.

Que les hommes d'étude, du travail et de labeur, que tous ceux qui ont souffert s'en réjouissent, car l'aurore paraît et le jour qu'elle annonce sera pour eux le jour de la plus pure joie, du plus grand bonheur.

Ile Sainte-Marguerite, le 31 décembre 1845.

De BUKOJEMSKI, D.

(Cet écrit fait partie d'autres travaux sur l'intelligence générale de l'homme, qui ont été adressés en temps et lieu aux personnes et personnages ci-dessus désignés.)

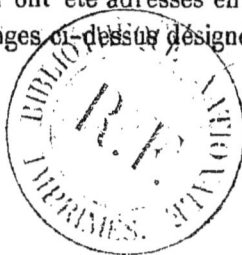

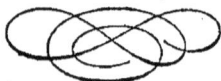